What to Do When Your Brain Gets Stuck

A Kid's Guide to Overcoming OCD

腦袋不聽使喚怎麼辦？

幫助孩子克服強迫症

檢查 重來 重複 問 重來 避開 問 數數 檢查 重來 洗

Dawn Huebner 著 Bonnie Matthews 圖

陳信昭 審閱 王璇璣、陳信昭 譯

台灣心陽光協會 策劃

What to Do When Your Brain Gets Stuck

A Kid's Guide to Overcoming OCD

Dawn Huebner (Author)
Bonnie Matthews (Illustrator)

作者／繪者簡介

關於作者

Dawn Huebner博士是在New Hampshire的Exeter居住的一位臨床心理師，專長是兒童及其父母的治療。目前致力於如何幫助孩子克服負向情緒。

關於繪者

Bonnie Matthews為許多兒童書籍繪過圖。她畫的一些古怪人物也已經出現在全世界超過100本雜誌上面，甚至禮品包裝紙、賀卡及多種目錄上也用過她的繪作。她目前居住在Baltimore。

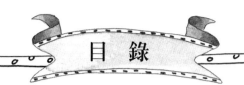

目錄

給父母及照顧者的話

⊙你的七歲女兒擔心飯菜裡有毒，每次吃東西以前一定要問個清楚，弄到最後常常連一口飯也沒吃。

⊙你的十二歲兒子堅持什麼都要兩個兩個數，如果算到亂掉或者被人打斷，就會抓狂。

⊙你的九歲女兒總是害怕自己可能惹惱別人，所以不停地說對不起。

強迫症不只是重複洗手，而是堆積在孩子腦中，令人恐懼與苦惱的思考及衝動。強迫症可能是為了避免發生傷害而採用的某些儀式行為，也可能是孩子覺得「不太對」的一種感覺；強迫症也可能是無止盡的問問題——牽涉到安全的問題、牽涉到確定的問題、把你逼瘋的問題，以及讓你心痛的問題。

強迫症是神經生物學上的毛病，而不是因為你或孩子做錯什麼事而引起。這個病儘管看起來變化多端又怪異莫名，但其實很常見，而且有跡可循。強迫症和腦部化學作用、功能的某些特定異常有關，雖然看來難纏，但事實上卻是可以

治療。

　　罹患強迫症的兒童多半對一種稱之爲認知行爲療法的治療有不錯的反應。認知行爲療法教導兒童，當碰到強迫症獨有的思考與衝動時，可以使用哪些新的思考與應變方式。於是，兒童可以有效地管束自己的大腦，可以更正確及有效地回應這些思考與衝動——也就是，疏通卡住的大腦。

　　本書教導兒童與家長克服強迫症的認知行爲技巧。這本書的用字遣詞幽默但實際，提供了理解強迫症的新架構，以及一套可以控制症狀的技巧。經過實際練習，兒童才能從瞭解疾病而更進一步掌握疾病。在這個過程中，你是孩子的教練，幫助他學習有用的應變策略，鼓勵他一點一滴地進步。

　　這本書最佳的使用方式，是由家長陪著兒童一起慢慢閱讀，每次只唸一到兩章，多花點時間消化新的想法，而且鼓勵孩子照著指示畫圖寫字。在兩次閱讀單元之間，和孩子討論書中的觀念，並回顧之前提到的故事和隱喻。使用孩子正在學習的語言。輕微的幽默感幫助很多兒童在卡住的時候比較容易改變想法，所以一定要善用幽默，尤其是當書裡也這麼做的時候。同時，不要忘了抵抗強迫症可能是孩子做過最困難的事，所以要大方地給他支持與鼓勵。

　　給孩子看這本書前，請自己先從頭到尾讀過一次。強迫症不只讓孩子難過，也讓家長很頭痛。如果能先瞭解書裡提到的技巧和背後的原則，你會是個更成功的教練。

兒童透過*曝露*（exposure）與*反應抑制*（response prevention）來掌控強迫症。這兩個專有名詞儘管不會在本書的正文中出現，卻是書裡所有技巧背後的原則。這個原則的基本概念，就是教兒童面對強迫思考或衝動，但不可以試著用各種儀式行為，包括檢查、詢問、重複、重做等等，來中和這些強迫思考與衝動。第一步「不進行儀式行為」和第二步「學習處理相應而生的焦慮」會讓兒童減敏感（desensitize），並減少他們對強迫症的反應強度。本書協助兒童渡過這些階段，將曝露與反應抑制拆解成幾個比較容易控制的步驟，讓強迫症變得不那麼難纏。

本書可以單獨使用，也可以做為治療的輔助工具。如果你的孩子正在接受治療，請跟治療師討論使用本書的事情。如果孩子尚未接受治療，但是有些類似書裡描述的強迫思考和重複行為，請你和醫師討論，以決定治療的方式。

認識強迫症時，可以想想綠野仙蹤的故事。回到你第一次看這部片子的時候，記不記得剛開始故事裡的巫師聽起來有多強橫、多可怕？那個巫師是一股無形的力量，透過威脅與命令統治整個王國，每個人都忙著完成他的指示，否則後果不堪設想。不過你也知道，那個巫師其實只是個騙子。

你和孩子會發現，強迫症就像是把孩子綁架到外地的那個巫師。當然，光是「告訴」孩子強迫症的威脅只是虛聲恫嚇還不夠，孩子必須自己去體驗這點。本書將會幫助孩子做到這點，讓他有能力「回到原狀」。

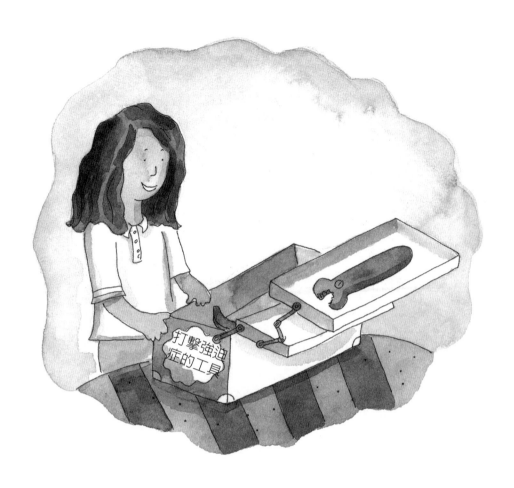

打擊強迫
症的工具

第一章
你在蒐集垃圾嗎？

閉上眼幾分鐘，試試看在腦子裡描繪出你的家。想像自己走過每個房間，數一數看到的垃圾桶。想想看廚房、浴室、臥房……所有房間，全部加起來有幾個垃圾桶？把答案寫在這裡。

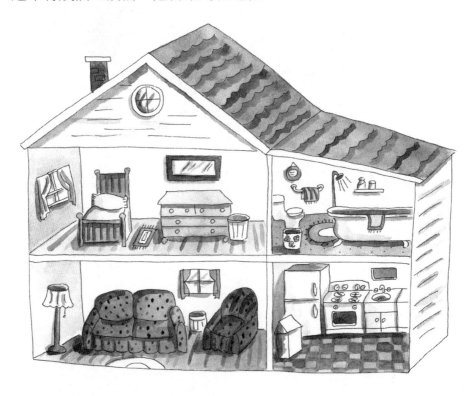

我們每天都會丟掉一些東西。

　　瞄一眼離你最近的垃圾桶。不用動手翻，只要看看就好。

⊙ 畫出這個垃圾桶裡的三樣東西。

⊙ 現在，想想最近被你丟掉的兩樣別的東西，然後把這兩樣東西畫在垃圾桶裡。

⊙ 問問和你一起讀這本書的人，他們今天丟掉什麼東西。把那些東西也畫進去。

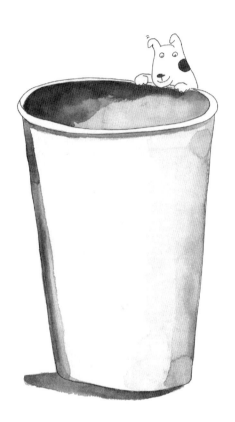

平常我們不太會想起垃圾。沒有一門叫做「垃圾學」的課，也沒有討論這方面問題的書（當然除了這本書之外！）。我們只曉得什麼該丟，然後就把那些東西丟了，那是因為在我們的腦子裡面有像是「分類機」的東西。

　　這種分類機能分辨什麼是重要的東西，什麼是垃圾。我們其實不太需要仔細思考這點，大腦會自動自發地告訴我們「這是垃圾！」，然後就把該丟的丟掉。

　　偶爾我們不太確定某個東西該不該留著，就會問問別

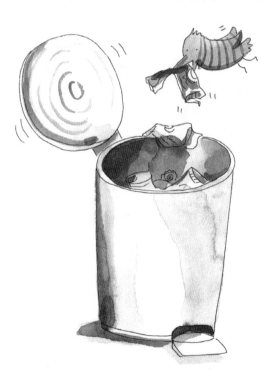

人，或者先把那個東西多留下來一小段時間，看看最後到底用不用得著。不過這通常真的不是個大問題，我們知道什麼值得留下來，就把那些東西收好；我們也知道什麼是垃圾，就把垃圾給丟了。

⊙把值得留下的東西圈起來。

⊙在應該丟的東西上面打個叉叉。

⊙如果你不太確定該丟不該丟，就在上面畫個問號。

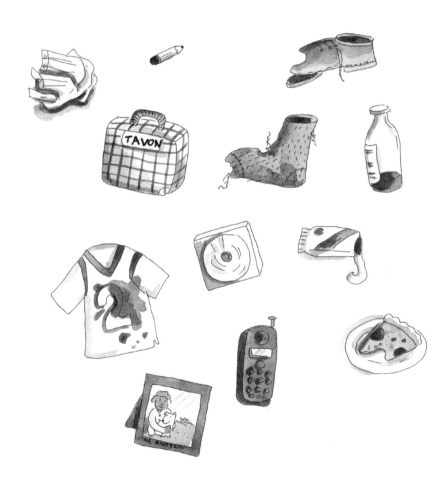

不過，如果我們完全弄不清楚到底是不是垃圾的話呢？如果分辨該留該丟的「大腦分類機」壞掉了呢？如果我們覺得*每樣東西*都一樣重要，*每樣東西*都應該留下來呢？

　　那麼，狀況就會變成這樣：你大概會累積了七千個空的衛生紙捲；你的玩具箱會裝滿塑膠盒子、蝴蝶結緞帶，還有其他包裝紙之類的東西；櫥櫃裡會塞滿空的穀片盒子、冰箱裡會裝滿空的牛奶瓶；你的抽屜會擠滿了穿不下的T恤、斷掉的鞋帶、壞了的指甲剪。還有葡萄樹上的枯枝、乾掉的膠水瓶，還有整堆壞掉的玩具和用過的衛生紙。你把這些全部都存下來。

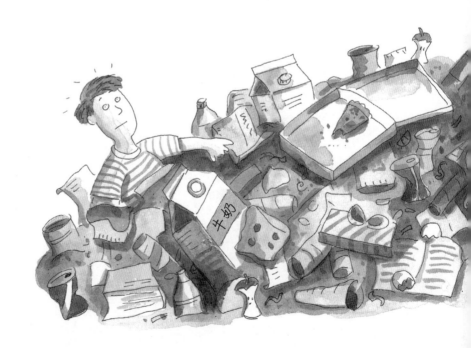

如果你沒有大腦分類機，整個房間就會變成一場大災難：衣櫥會被撐破；如果你想把去年別人送你當生日禮物的手電筒拿出來用，必須先移開大約一百個空盒子才找得到它，然後要試過二十個電池才找得到兩個還能用的。

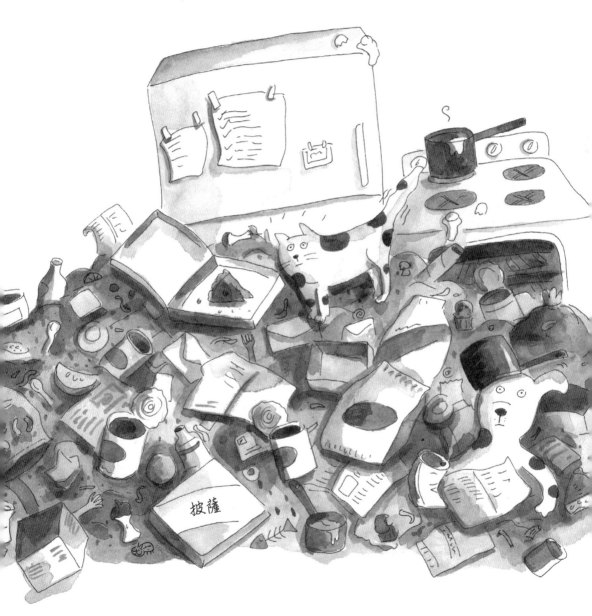

聽起來很令人沮喪，對不對？而且你最後會浪費一大堆時間。不過，要是你不知道該怎麼從垃圾裡挑揀出重要的東西，事情就會變成這樣。

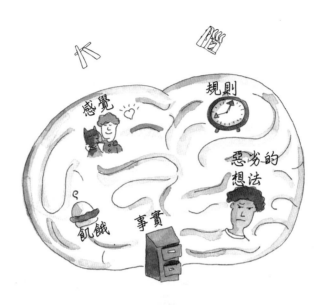

　　幸好，我們有大腦分類機可以防止房間變得太擁擠。我們也有大腦分類機讓腦袋不會塞得太嚴重。

　　大腦分類機可以檢查所有出現在腦中的思考，決定這些思考該放到哪裡去。

　　想要吃東西或喝飲料時，大腦會叫我們的手臂去拿漢堡或杯子。如果學到有關蜥蜴的新知識，大腦會把這個資訊擺到「爬蟲類小檔案」的資料夾裡。想要用力捏一下那個找我們麻煩的人時，腦袋會把這個不好的想法直接扔到大腦垃圾桶裡，因為這個想法是個大腦的垃圾。

所以，就好像現實世界裡好東西和垃圾的分別一樣，我們的思考也要被分類，有些值得保存，有些則應該丟掉。

⊙把有意思、重要或者好玩的想法圈起來，這些都值得保存。

⊙在那些最好丟進大腦垃圾桶的想法上面打叉叉。

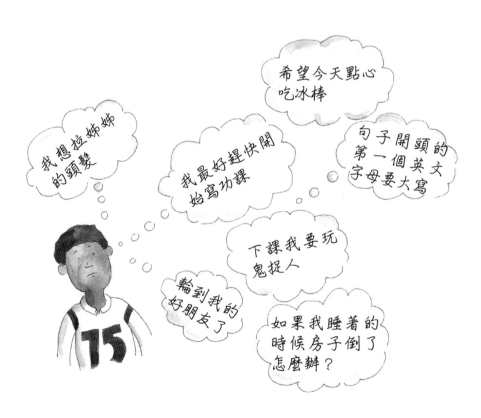

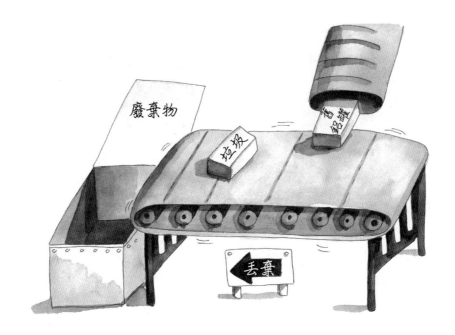

　　有時候區分哪些想法該保留、哪些該丟掉很簡單,有時卻很難。有時候垃圾思考會夾帶一點點真實的成分,而且故意誇大這部分讓整個思考變得好像是真的。有時候這些想法會告訴你有壞事要發生了,可是實際上你很安全。還有些時候大腦分類機自己就會把好的壞的想法都混在一起。

　　這種狀況下,垃圾思考就會被「存檔」,它們會說你一定要做某些事情才會安全,讓你覺得有不確定感。在你弄清楚是怎麼回事以前,它們就已經占據了你的生活。

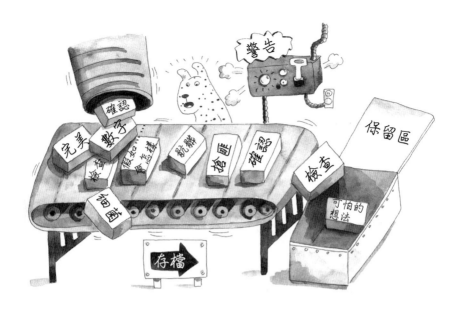

　　如果這些事情發生在你身上、如果你因為這些想法而覺得沒有安全感或沒有自信，可能是因為你的大腦分類機故障了。所謂的故障就是指東西沒辦法正常地運作。大腦分類機卡住了，所以連垃圾思考都會被強迫「存檔」，大腦也就沒辦法像往常一樣送出「噢，那是垃圾」的訊息。

　　你沒瘋，也不是快死了，只是生了一種叫「強迫症」的病。往好處想，還是有辦法能讓大腦分類機重新正常運轉，不過首先你必須多瞭解一點有關強迫症的事。

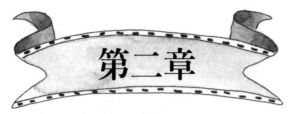

第二章
什麼是強迫症？

強迫症（OCD）的全名是強迫性疾患，obsessive-compulsive disorder。

強迫思考指的是在腦子裡面一遍一遍重複的想法。你希望不要一直想這些事，但這些思考卻一直在那裡讓你覺得很緊張或很難過。

強迫行為，就是為了要擺脫那些不好的想法或緊張感覺而做的事情；你會一再重複這些行為，並不是因為喜歡這麼做，而是因為好像非這麼做不可。強迫行為常常最後會變成儀式，也就是說每次你都得用同樣的方法做這些事。

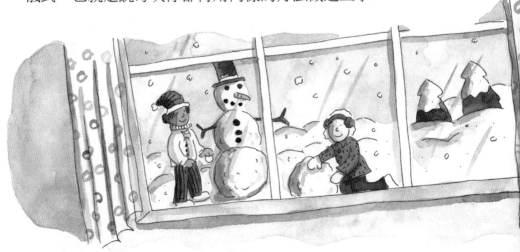

強迫症就是這個樣子：首先你會有某個想法，例如「如果手上有細菌會發生什麼事？」然後你會開始害怕某些事，像「如果手上有細菌，我就會生病；如果生病了，我就會吐。」當然你不想吐出來，所以就決定要有所行動；你決定去洗手、清掉手上可能有的那些可能讓你想吐的細菌。於是你就去洗了手，然後覺得好多了。

　　聽起來沒什麼大不了，洗個手也不過是一分鐘的時間。不過事情還沒完，**強迫症是很貪心的。**

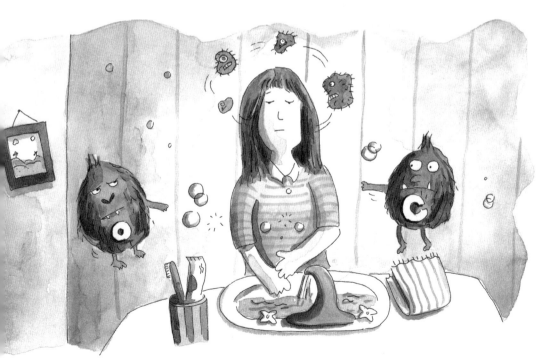

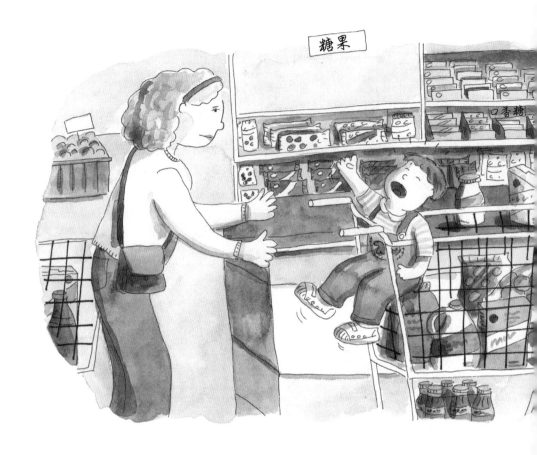

糖果

口香糖

　　我們來談談超級市場購物，會更瞭解整個狀況。你可能
看過這個景象……

　　媽媽帶著小兒子，剛挑完要買的東西，覺得又餓又累，
因為還要排很長的隊等結帳。終於輪到他們，媽媽把購物車
裡的食物拿出來。突然兒子看到糖果，整排整排的糖果就在
購物車旁邊，看起來好好吃！

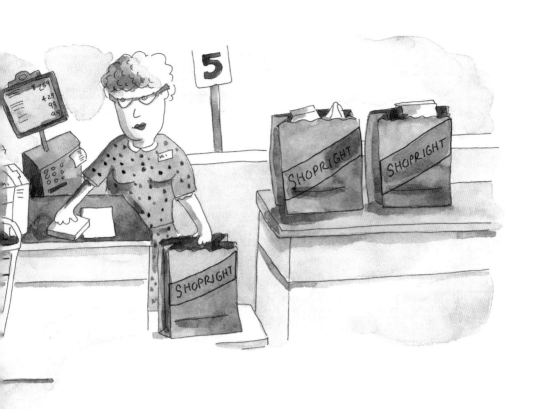

⊙在架子上的空白處畫上你最喜歡吃的糖果。

　　媽媽說，「不可以」，已經買了很多吃的東西，而且午餐時間快到了。可是兒子想要吃糖，眞的眞的很想吃糖。糖果就在那裡，一定很好吃，他不相信媽媽居然不准他買。於是他開始哭。媽媽繼續把購物車的食物拿到收銀臺上。現在兒子眞的嚎啕大哭起來，說媽媽很壞，說如果不給他糖果，他一定會餓死。他在店裡頭大吵大鬧。

媽媽累了，也覺得兒子鬧得她很丟臉，只想趕快結束這一切。所以媽媽讓步了，說，「好吧」，拿了塊糖給兒子。兒子的氣消了，開心地吃著糖果。

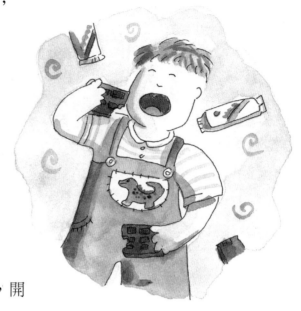

下次他們兩個再去店裡時，會發生什麼事？

如果你說孩子又要求要吃糖，那就答對了。兒子會要求買糖果，如果媽媽不許就會發脾氣。他知道如果他鬧得夠大，媽媽就會投降。這個孩子已經學到發脾氣是個要求東西的好方法。

強迫症就像這個被寵壞的小孩。

我的意思並不是說強迫症像小孩一樣，坐在購物車裡，又踢又尖叫著要糖果。事實上，你看不到強迫症，但可以想像強迫症是頭腦裡面的一隻討厭鬼，要這要那，老是惹麻煩。

　　強迫症堅持要事情都按它的意思做。就像那個跟媽媽說如果沒糖吃就會餓死的小孩一樣，強迫症會告訴你，如果不照他的意思做，就會發生不好的事。聽起來滿可怕的，所以大部分的小朋友都覺得非聽它的話不可。不然，走著瞧！

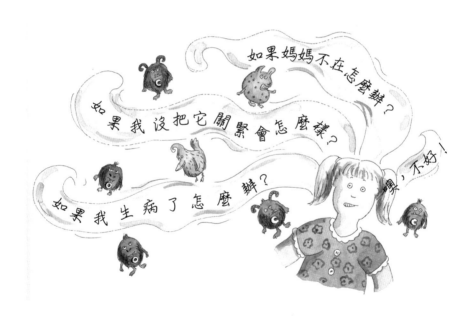

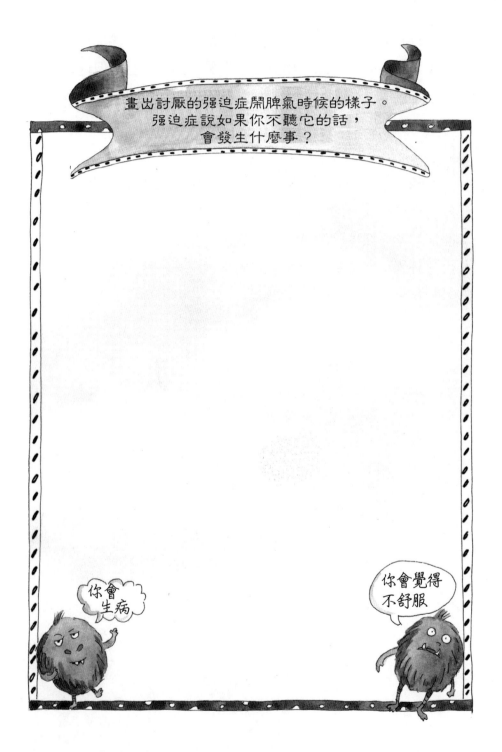

回到超級市場的故事。想像看看另一個處理辦法。

假設，不管小孩吵得多大聲、多誇張，媽媽還是拒絕他呢？如果媽媽不買糖、付清了買東西的錢就離開店裡，讓兒子知道她不會照他的話做呢？

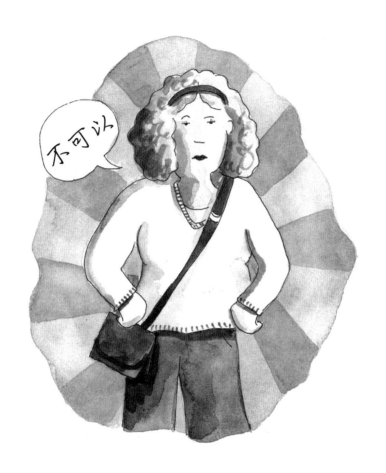

媽媽可能會覺得有點尷尬，不過很快就會好了；兒子也不會*真的*餓死。根本不會發生什麼不好的事情。

事實上，反而可能會有些蠻不錯的結果。

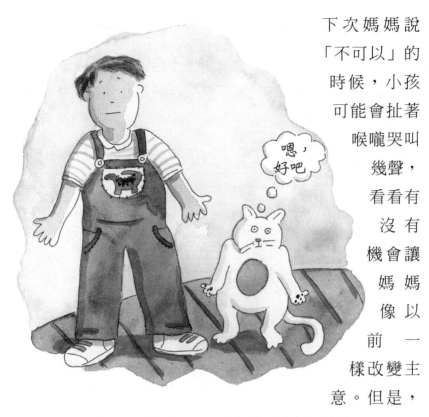

下次媽媽說「不可以」的時候，小孩可能會扯著喉嚨哭叫幾聲，看看有沒有機會讓媽媽像以前一樣改變主意。但是，如果媽媽不讓步，這個小朋友下次就不會氣那麼久。

下次，再一次，再來一次，這個小孩會學到，當媽媽說不准的時候就是不准。

如果鬧脾氣也沒辦法讓你得到想要的，就沒什麼好鬧的了。

於是，這個小孩就不會再無理取鬧了。

現在回過頭來想想強迫症。因為強迫症讓你害怕，讓你難受，所以你一直讓步。但是每次一退讓，照著強迫症的話做，就是給強迫症世界上最大顆最好吃的糖果。你讓強迫症知道，欺負你是得到它想要的東西最好的辦法。結果強迫症越要越多，越要越多。

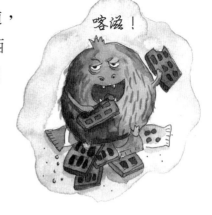

你大概已經厭煩了強迫症的吵鬧，想要停止這些事了。

這本書會教你怎麼阻止強迫症鬧脾氣，告訴你強迫症是用哪些詭計來嚇你，然後你也會學到一些適合自己的計策，或者應該說是工具。這些工具可以讓你重新拿回主控權。

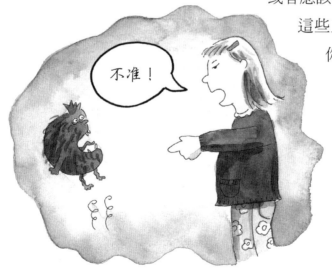

第三章
強迫症最愛用的詭計

你有沒有看過魔術表演？魔術師會做很多神奇的事，比如說把硬幣變不見、把圍巾變顏色等等。他們知道很多把戲，可以讓很多事情看起來真的發生了，不過你也知道，大部分的把戲只是視覺錯覺而已。

所謂視覺錯覺，就是欺騙眼睛，讓腦子以為看到了實際上是虛幻的東西。

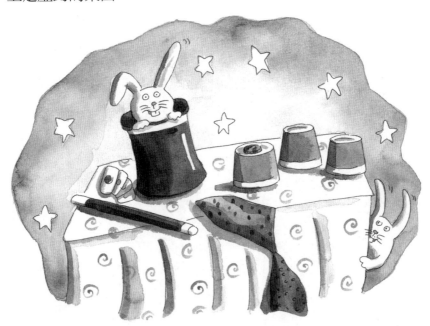

這裡有個遊戲，你玩玩看。以後你也可以拿這個把戲去騙騙朋友：

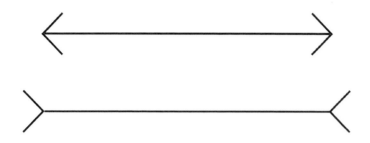

⊙哪一條線比較長？圈起來。

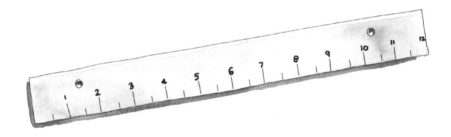

⊙找一把尺，量量看。

剛剛好一樣長，對不對？線兩端的箭頭瞞過我們的頭腦，讓我們以爲兩條線不一樣長。雖然底下那條看起來比較長，上面那條看起來比較短，但是兩條眞的一樣長。

有些把戲很有趣，有些則否。強迫症在大腦裡玩的把戲讓你害怕，所以一點都不好玩。不過一旦你瞭解他們耍的詭計，就沒那麼可怕了。我們來看看強迫症在整你的時候，你有沒有辦法認出來。

強迫症的第一個詭計：假警報

　　大腦的設定是，遇到可能的危險時候要迅速反應。當我們看見一輛汽車衝過來或者有蛇在草裡滑行，腦子就會大叫

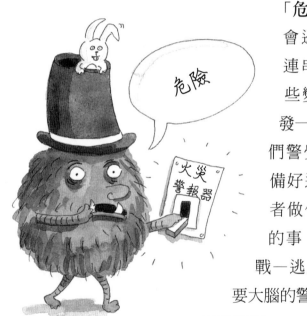

「**危險**」，身體也會迅速地產生一連串的反應。這些變化讓身體爆發一股能量，使我們警覺，讓肌肉準備好逃跑、應戰或者做任何保護自己的事。這叫做「應戰—逃跑反應」，只要大腦的警鈴響了，就會自動運作。

強迫症欺騙小朋友的方法就是發假的警報。這就好像強迫症按了大腦裡面的消防警鈴，你的身體就會跳起來應變，因爲身體平常都是這樣運作的。問題是，雖然警鈴像瘋了一樣地一直響，雖然你的身體已經準備好要應戰或逃跑，但是根本就沒有失火。這是假的警報，強迫症在騙你。

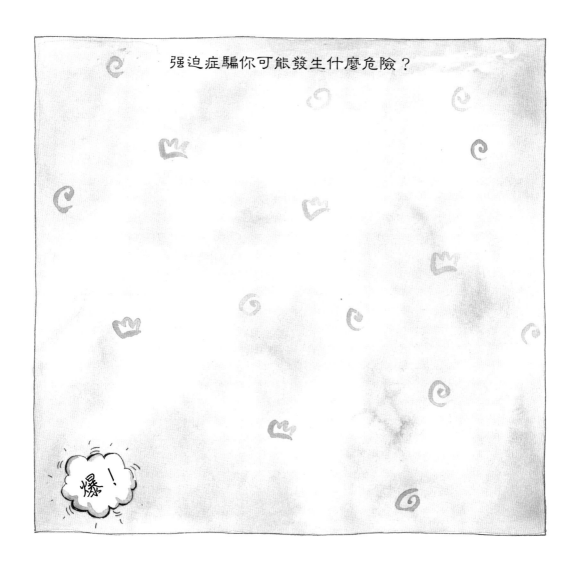

強迫症騙你可能發生什麼危險？

強迫症的第二個詭計：「也許」的遊戲

通常小朋友會根據什麼事最可能發生來下決定。你很難完全肯定，不過其實也不必百分之百肯定就是了。

浴室裡有沒有麻雀？應該沒有，不過*也許有*。

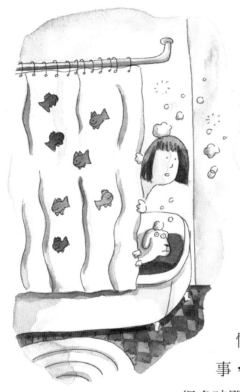

刷牙時，你不會一進浴室就檢查裡面有沒有麻雀，也不會在跨進浴缸前先拉開簾子找找看有沒有麻雀。事實上，或許你根本就沒想到什麼麻雀的事。

可是強迫症喜歡騙小朋友，喜歡讓他們煩惱那些平常不會想到的事，讓小朋友很害怕、浪費很多時間。

所以強迫症會這麼說，

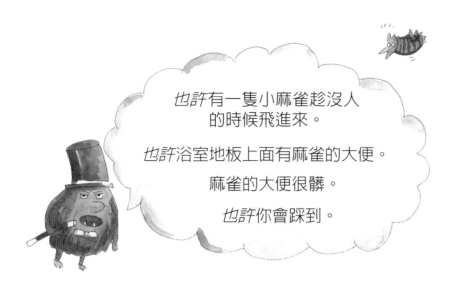

也許有一隻小麻雀趁沒人
的時候飛進來。

也許浴室地板上面有麻雀的大便。

麻雀的大便很髒。

也許你會踩到。

嗯！誰想踩到麻雀大便？

然後強迫症就裝模作樣，跟你說要怎麼做才會安全。

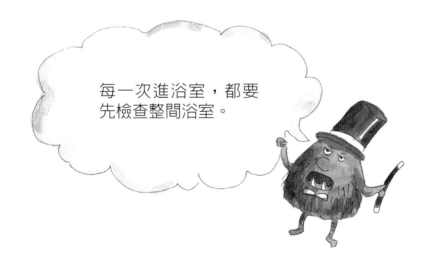

每一次進浴室，都要
先檢查整間浴室。

於是，不管是爸爸叫你刷牙、你想上廁所、泡澡，都要先檢查看看有沒有麻雀。你會很小心地打開藥櫃、看看浴缸裡面，還要確定浴室窗戶是關著的。你必須按照一定的順序檢查才不會漏掉；為了維持流程，你一邊檢查一邊在腦海裡念誦：

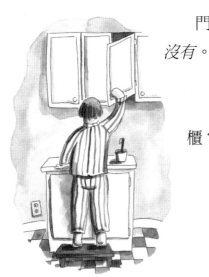

門後？
沒有。

藥
櫃？*沒有。*

淋浴間？*沒有。*

毛巾櫃？*沒有。*

這要花很多時間，可是你非弄清楚不可。爸爸生氣了，問你在忙什麼弄那麼久；然後你又得重新檢查，因為順序亂掉了。你一直在想麻雀大便的事情，真的每個地方都檢查過了嗎？也許麻雀趁你在檢查門後時飛進來了，最好再檢查一遍。

這就是強迫症的「也許」遊戲。你想著「應該不會，但還是有可能發生」的事，然後必須做點什麼來保護自己，以防萬一。

　　想想看，強迫症怎麼跟你玩這個「也許」的遊戲。

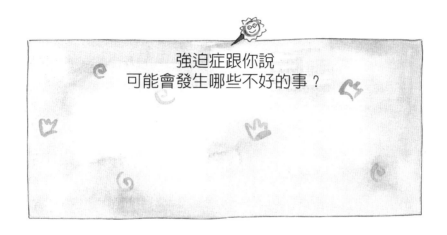

強迫症跟你說
可能會發生哪些不好的事？

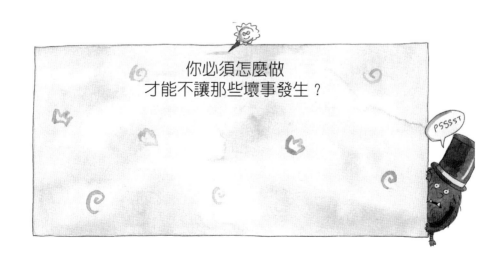

你必須怎麼做
才能不讓那些壞事發生？

強迫症的第三個詭計：不見的「剛剛好」感覺

通常我們會覺得一切還好，不會注意到頭髮長在頭皮或腳穿上襪子的感覺，也不會注意走進房間或坐在椅子上的感覺。走來走去的時候，也不會想太多。

但是強迫症會讓這個「剛剛好」的感覺消失不見，讓小朋友覺得自己應該要做點什麼事情，才能找回剛剛好的感覺。

所以，有些小朋友進門前要先摸門三下，不然就覺得怪怪的。有些小朋友要重複捲袖子，因為覺得兩邊袖子不一樣高。有些小朋友要一直問一些早就知道的事情，比如說幾點來接他、功課放哪一個講義夾等等，因為強迫症一直偷偷說，「你確定嗎？你確定嗎？」

當小朋友這麼做的時候，他們想的不是會發生不好的事，只知道自己覺得不對勁，然後就這麼做，看能不能找回剛剛好的感覺。不過老實說，這其實是強迫症的詭計。

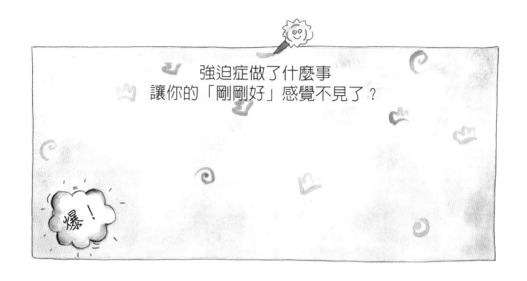

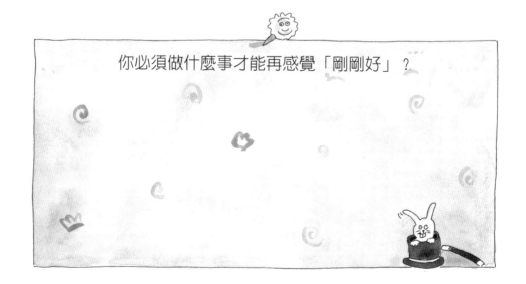

就這樣。這就是強迫症所有的行為，就是這三個詭計：

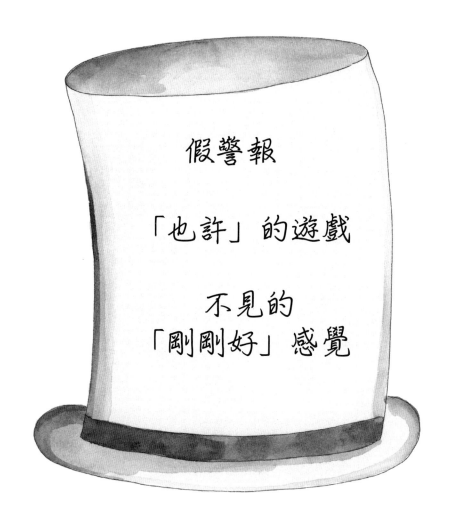

假警報

「也許」的遊戲

不見的
「剛剛好」感覺

這三個詭計看起來太真實了，所以你的大腦已經被騙倒。就好像這一章開頭提到的視覺錯覺一樣，強迫症的詭計看起來也很有說服力。不過一旦你更瞭解強迫症，而且開始運用這本書講到的工具，這些詭計在你身上就會失效了。

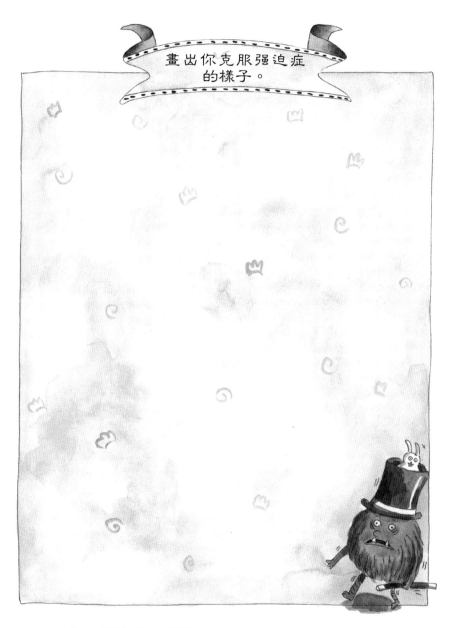

畫出你克服強迫症的樣子。

不久，你就不會被騙了。

第四章

為什麼有些小朋友
會有強迫症？

我們說強迫症好像亂發脾氣的小怪物，或者是會弄些把戲嚇你的奇怪魔術師。

　　不過，其實強迫症只是腦袋裡一個小小的機器故障。你的大腦就像個大電腦，如果裡頭一個小程式錯誤，沒辦法正常運轉，就會發生強迫症。就是這樣。

呃！

你可能會想：「什麼？」

你可能會想：「不可能！」

不過這都是千眞萬確的。強迫症是大腦的一種系統錯誤，不比打嗝來得嚴重。

得到強迫症不表示腦子壞掉了。實際上，很多聰明的人也有強迫症。強迫症只是大腦有時候沒辦法按照正常的方式分類和傳遞訊息。

訊息系統的主要問題大概有兩種。

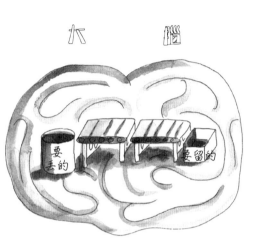

我們已經提過第一種，就是大腦的分類不正確。該丟到垃圾桶的想法卻被歸到重要的那一堆，而且卡住了。

另一種訊息的問題跟大腦裡的「完成」開關有關。當你做好一件事的時候，這個開關會通知大腦。

⊙在烘衣機
　裡面畫幾
　件衣服。

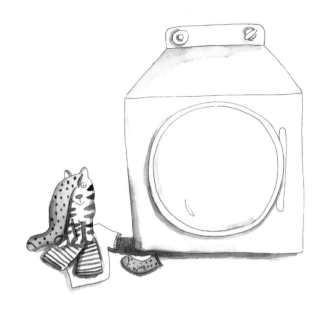

　　你有沒有注意過烘衣機怎麼運作？先放進溼衣服，然後烘衣機一面翻攪衣服一面送出熱氣。衣服乾了以後，機器就會停下來。

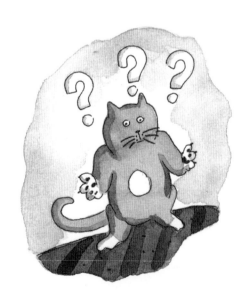

可是，烘衣機
怎麼知道衣服乾了
沒？

烘衣機有個小小的感應器，可以通知我們衣服乾了。感應器感應到衣服乾了，烘衣機就會自動關機。

你的大腦也有感應器，當動作完成時會通知你。關門的時候，大腦會告訴你，「好了，門關好了。」擦掉寫錯的功課時，大腦會說，「好了，可以繼續寫了。」這個訊息系統很重要，因為如果大腦沒有給你完成的訊號，你就不知道什麼時候該停下來。

強迫症就是在這個訊息系統上面搗蛋，阻止大腦告訴你事情完成了。所以有強迫症的小朋友會覺得自己必須一遍又一遍地重複這些事情。

他們要多推一下門確定關好了，因為大腦沒在一開始就告訴他們已經關上門。

他們必須一遍遍把每個字唸出來，才能確定所有的字都看到了。

他們上廁所常常去了又去。

他們得花很多時間做作業、再見要說三次、事情做過還要重來，因為大腦沒有傳給他們「好了，完成了」的訊息。

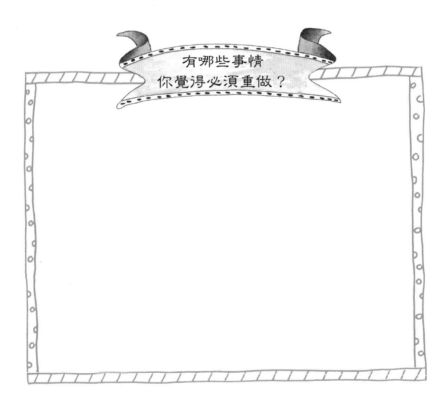

有哪些事情
你覺得必須重做？

那，為什麼會有這些大腦的問題呢？為什麼分類系統會把想法放錯地方？為什麼傳遞系統沒辦法送出完成的訊號？

　　有些腦子對這些問題特別敏感，這是你出生就有的特點，不是因為你不乖、或者大腦壞掉了。某些腦子的設定就是這樣。

　　在美國有超過一百萬個小朋友患有強迫症，世界上其他地方還更多，聽到這點你可能會很驚訝。還有，很多很多小朋友都正在認識強迫症、學習怎麼去處理這個病，就像你一樣。

　　還有，最有意思的是，你可以對抗這個病。你真的可以教大腦怎麼分類才是對的，可以學著怎麼給自己傳遞完成的訊號。你可以像個技術專家，用工具調整調整，幫助大腦像以前一樣順利地運作。

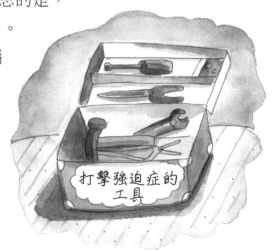

打擊強迫症的工具

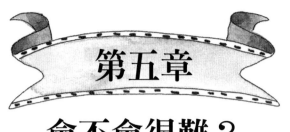

第五章

會不會很難？

看起來要做很多事才能擺脫強迫症。看起來可能*很困難*。

　　有強迫症的小朋友不太確定自己是不是想要對抗它，因為對抗強迫症好像非常恐怖。很多小朋友會擔心這件事會不會太困難，做不來。

⊙畫出你站在樓梯底端的樣子。

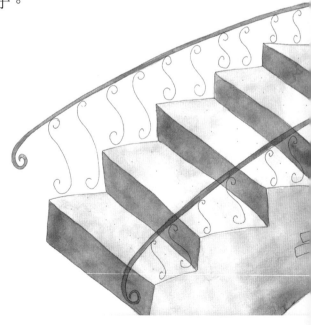

如果有人叫你直接走到樓梯頂端，中途不可以碰到任何一個階梯，你一定會說，「我做不到。」那的確太難了。

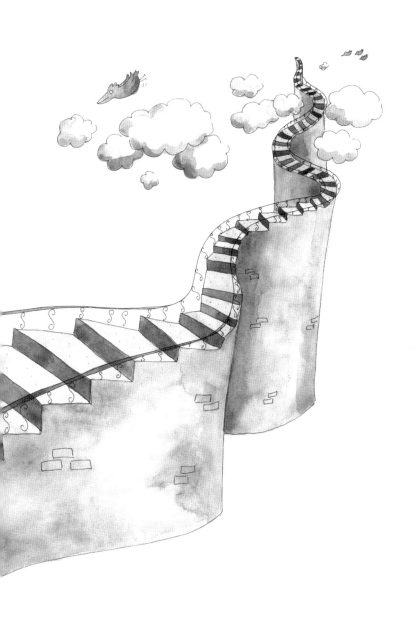

但是如果只叫你往上爬一個階梯，你可以做到；然後你可以再爬一階，再一階。漸漸地，就會走到頂端了。就算樓梯很高，要爬到頂端的方法就是一次只爬一階。

你早就懂得這點了。實際上，你在日常生活裡說不定已經爬很多階了呢！

說不定你也接受過困難的挑戰，學會了某些本來不確定做不做得到的事，像是騎兩輪腳踏車，或是用紙黏土捏出小動物。

想一想，有哪些事情本來很困難，可是你現在已經會做了？

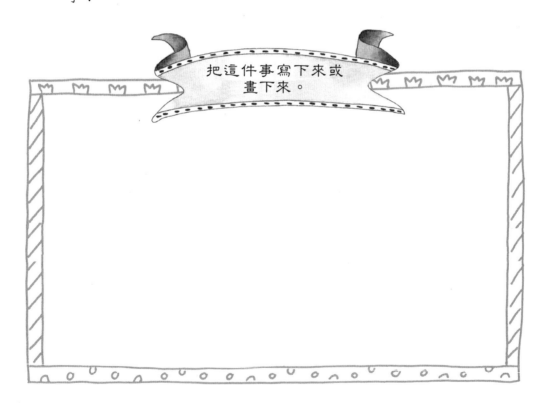

把這件事寫下來或畫下來。

⊙你用了哪幾個步驟才學會這件事？

⊙一個步驟夠嗎？

⊙事情那麼難，你怎麼能堅持做到？

　　花一分鐘，跟爸爸或媽媽說一件你學會的困難事情。

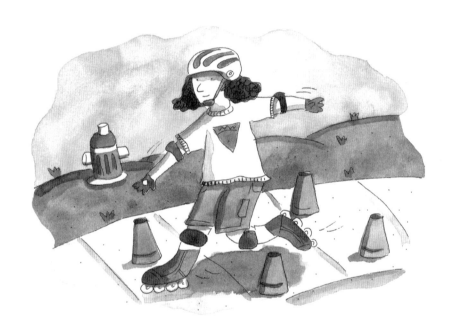

　　我們將要一步一步地擺脫強迫症，大步還是小步都看你的意思。你可以自由決定。而且，無論是花了很多很多小步還是只用幾大步完成都沒有關係，因為不管怎麼樣都會走到目的地。

第六章
還有一件你必須知道的事

記得「應戰—逃跑反應」嗎？這是大腦的警報系統被啟動時，身體自動產生的一系列變化。就算是假警報也會這樣，記不記得？全身都會跳起來備戰，你也會覺得充滿精力。

有時候這種充滿力氣的感覺還不錯，例如乘雪橇從山坡上衝下來，或者要在一整籃爬來爬去、四處啃咬尖叫的狗寶寶裡面挑一隻回家養的時候，你可能會覺得很興奮，而不是害怕。

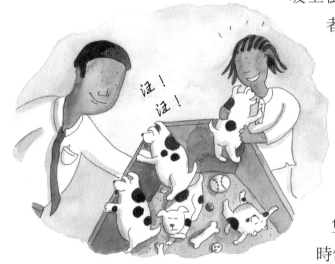

想一想，有什麼是你喜歡做，又讓你覺得很有精神的事情，那件事甚至有時候還有點冒險，讓你覺得興奮。

把這件事畫或寫下來。

身體在應戰—逃跑反應中發生的變化令人感覺是好是壞，就看腦中的想法。如果忙著想受傷或危險的問題，身體額外的力氣就會讓你害怕。如果你想的是，「呼！這個好玩！」反而會覺得很興奮。

想一想雲霄飛車。

有些小朋友好喜歡雲霄飛車，去坐雲霄飛車的時候都會心臟狂跳；衝上衝下的時候就覺得很興奮。每次坐完都會開心地大笑。

有些小朋友則是討厭雲霄飛車，玩雲霄飛車的時候他們也會覺得心臟砰砰地跳，但是跳到讓他們覺得自己快要飛出去了。他們討厭一下高一下低，緊緊抓著扶手，從頭到尾都玩得很痛苦。他們走下雲霄飛車的時候看起來都在發抖，好像快要吐出來的樣子。

都是一樣的雲霄飛車，在這兩個例子裡，應戰─逃跑反應都被啟動，小朋友的心臟都跳得很快。但是，感覺起來是有趣還是可怕，就看每個小朋友腦袋裡的想法了。

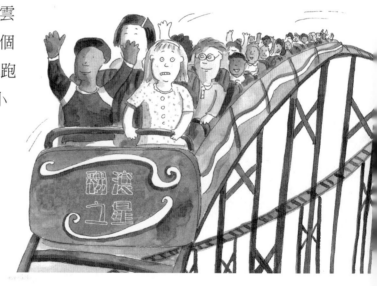

現在換成強迫症。強迫症在腦子裡亂發警報，你的身體就照著應戰─逃跑反應動起來，然後就是最重要的部分：你的想法。

強迫症尖叫說「**危險！**」於是有強迫症的小朋友就開始擔心自己遇到危險。他們會覺得一定要*做些什麼*讓自己安全，並且把不好的感覺趕走。

可是你知道嗎？應戰─逃跑反應其實會自動減輕。只要你沒有一直添加可怕的想法，緊張的感覺升高以後還是會降下來，這個變化比你想像中還快。所以，這些不舒服的感覺會消失，而且不會產生任何壞的結果，就算你不照著強迫症的意思做也一樣。

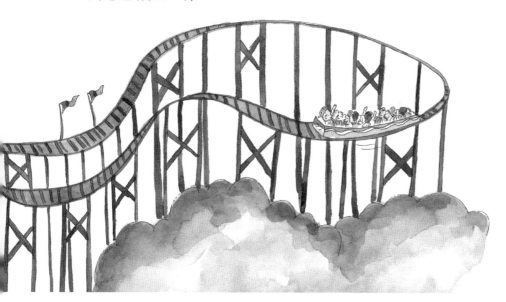

想要多瞭解一些的話，我們來談談看電影。

⊙畫出你自己正要走進電影院。

⊙在招牌畫上你最喜歡的電影名字。

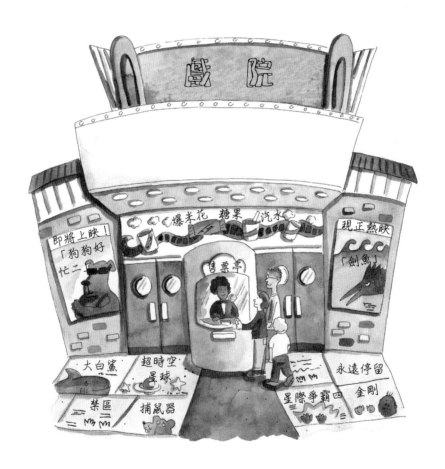

這裡有三個問題，你可以想想看：

1. 假裝今天是夏天，外面好熱。你一走進有冷氣的大廳，就覺得⋯⋯嘶⋯⋯好冷！可是過了一會兒，就不那麼冷了。為什麼？

2. 你走進等一下要放映片子的電影院，很暗耶！暗到你幾乎沒辦法找位子坐。可是很快就不覺得那麼暗了。為什麼？

3. 你坐了下來，等電影開演。電影剛開始的時候⋯⋯哇！好吵！不過等一下又不覺得這個音量太大聲了。為什麼？

其實，上面三個問題的答案都一樣。

⊙把答案寫在這個電影螢幕上。

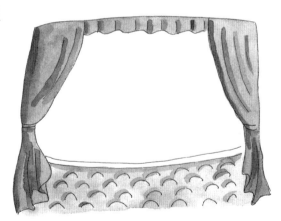

你已經習慣了，對不對？

可是如果你自己不知道這點，會怎麼樣？

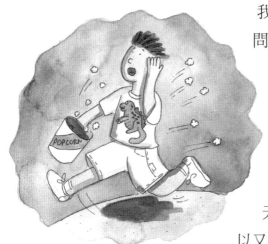

我們來看看聲音那個問題好了。如果電影開演時，你覺得音響太大聲了就跑出電影院，會怎麼樣？你等了一下下，還是很好奇今天的電影演什麼，所以又走回去。呀！還是很吵。然後，又走出去到大廳。你就這樣進進出出，而且每一次進去都覺得音響還是跟剛剛一樣很大聲。

當然囉！如果每次你一發現音量很大就離開電影院，就沒辦法讓耳朵有機會適應，而且你也就沒辦法看電影了。

這就像是強迫症帶來的可怕感受。你會覺得心裡很不舒服，會想要聽強迫症的話，讓緊張的感覺停下來。

但是，你
要記住：

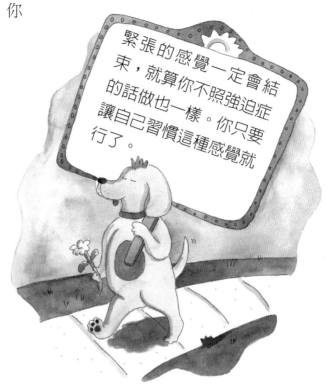

緊張的感覺一定會結束，就算你不照強迫症的話做也一樣。你只要讓自己習慣這種感覺就行了。

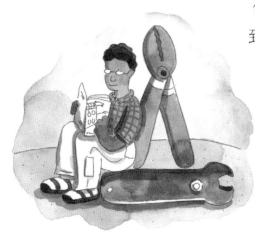

你可以利用等一下學到的工具，幫助自己跟強迫症說「不」。這些工具使用的次數越多，效果越好。所以，我們就開始學習這些幫助你拿回掌控權的技巧吧！

第七章

第一個工具：偵探

你的第一個工具其實是個遊戲，叫做「偵探遊戲」，可能你以前也玩過。「偵探遊戲」就是很仔細地看一張圖，然後把藏起來的東西找出來。

看看這張圖，找找看……

蟲	地球儀	杯子	蛋糕派
蛇	叉子	棒球手套	鞋子
帽子	鬱金香	船	皮包
切片蛋糕	牙刷	鈴鐺	櫃子

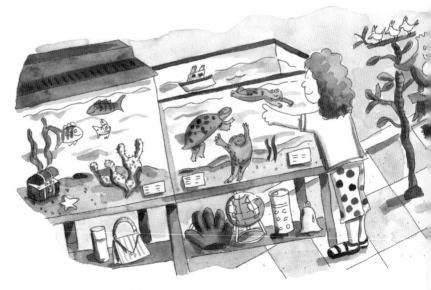

當然，強迫症不會在寵物店裡面晃來晃去。強迫症就在你的大腦裡面，躲在那些平常的思考中間。現在你要學著抓到它。

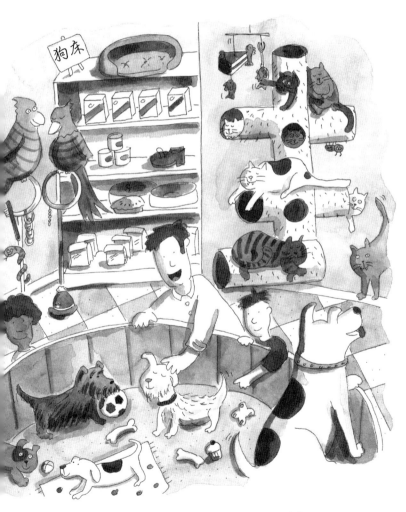

狗床

要變成這個遊戲的高手之前,你必須用很銳利的眼光偵察強迫症。記住,強迫症有兩個部分:思考的部分和跟在後面的衝動部分。衝動的意思就是想要做某件事情的強烈渴望,是你一定要做那件事情的感覺。

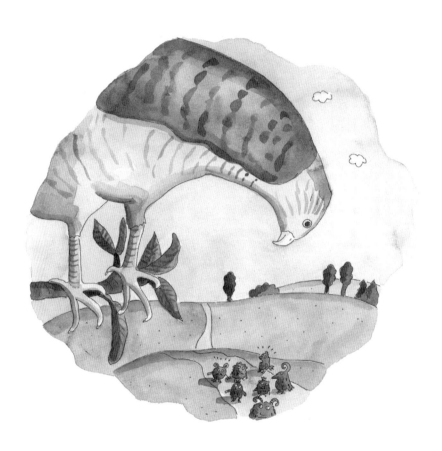

這裡有一些強迫思考，還有跟在後面的衝動。

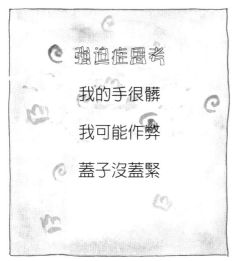

強迫症思考

我的手很髒

我可能作弊

蓋子沒蓋緊

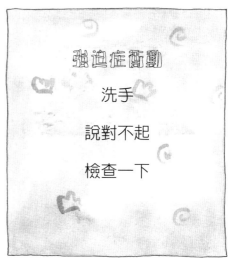

強迫症衝動

洗手

說對不起

檢查一下

把讓你頭痛的強迫症思考和強迫症衝動列幾個出來。

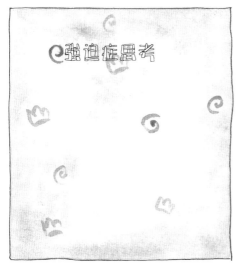

強迫症思考

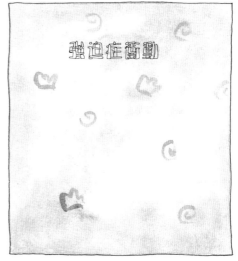

強迫症衝動

現在你已經開始認清強迫症的樣子。每次它帶著其中的一個想法跳到你的腦袋瓜時，就要告訴自己：「那是強迫症在說話。」每次有強迫症衝動時，告訴自己，「強迫症警報！」

你可以把偵測強迫症的工作做得很好。可以這樣對自己說：

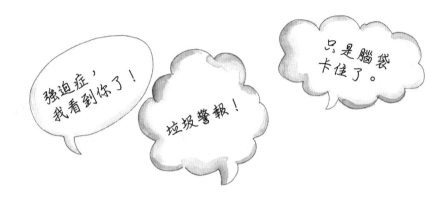

發現強迫症的時候，你可以說什麼？

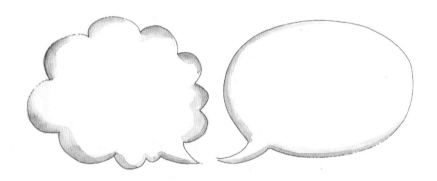

爸爸媽媽也可以陪你一起玩這個遊戲。

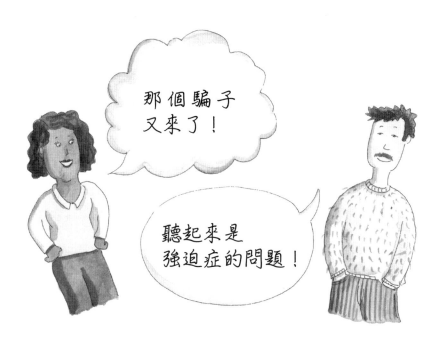

那個騙子又來了！

聽起來是強迫症的問題！

　　記得要練習、練習、再練習。「偵探遊戲」玩得越多，當強迫症要丟給你垃圾的時候你就越容易發現它。不久，你就能區分哪些是自己想要的想法和衝動，哪些又是強迫症造成的思考和衝動了。

　　必要的話可以在這個步驟停久一點。回頭看看你在63頁寫的那個思考與衝動表，提醒自己，強迫症聽起來、感覺起來是什麼樣子。準備好之後，就可以繼續讀下去了。

第八章

第二個工具：頂嘴

大家都教小朋友要有禮貌。禮貌很重要，因為有禮貌表示尊重別人，別人也會比較喜歡你。如果每個人都有禮貌，世界會變得更美好。

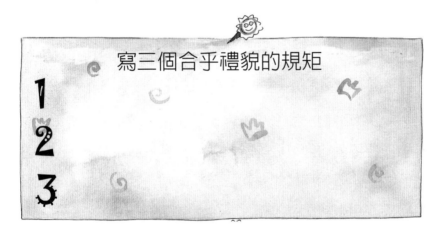

寫三個合乎禮貌的規矩

1
2
3

　　有一個合乎禮貌的規矩是：「不可以頂嘴。」頂嘴代表爭辯，意思就是很無禮地回應剛剛別人說的話。有時候如果爸爸媽媽要求小朋友做不想做的事，小朋友就會跟爸爸媽媽頂嘴。

　　跟父母親頂嘴是不可以的，但是跟強迫症頂嘴就沒關係。

可以跟強迫症頂嘴的原因是，強迫症是壞蛋，我們要阻止壞蛋。所以只要強迫症企圖叫你聽他的話，告訴它「不要！」

或者把強迫症想成超級市場裡的小朋友，就是那個大鬧脾氣的小朋友。

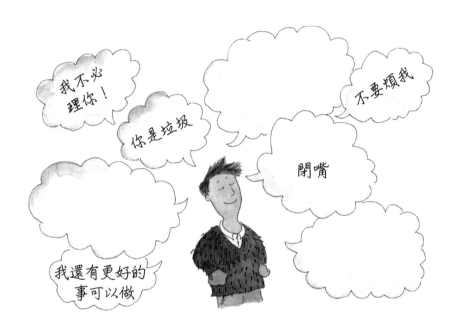

想想看，有哪些辦法可以叫強迫症安靜，不要來煩你：

你不必聽強迫症的話。強迫症只是腦袋一個小地方卡住了，它說的話都是詭計。所以，不管強迫症什麼時候來煩你，頂回去就是了。

第九章

第三個工具：
讓強迫症知道誰才是老大

你已經會偵察強迫症，也會跟強迫症頂嘴，這也就是說你已經爬了兩個階梯了。畫一個要爬上第三個階梯的你。做得很好！

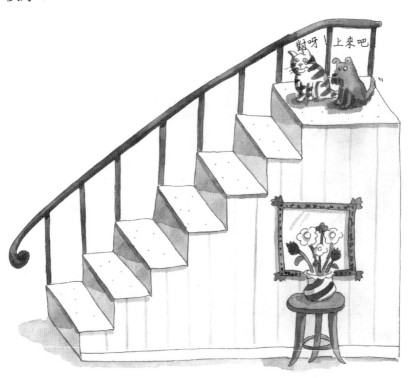

下一步就是要讓強迫症知道誰才是老大。（小提示：老大就是你！）

還記不記得雜貨店裡的媽媽？她沒有在那裡說服兒子，反而只說了「不可以」，然後繼續忙著把食物從購物車拿出來。

你也可以這麼做，跟強迫症說不，然後去忙其他的事。

有很多方法可以讓強迫症知道你才是老大。先把每一個都讀過，再決定你要用哪一個。

如何讓強迫症知道誰才是老大

告訴強迫症：「我現在不會馬上做那件事。」讓它等十分鐘，你則是去忙一些好玩、有意思的事。讓強迫症等，它常常會乾脆放棄、走開，然後你就不會再有衝動照強迫症的話做了。

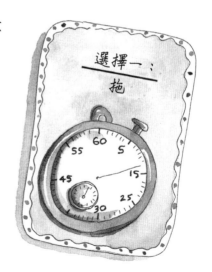

選擇一：
拖

告訴強迫症，「我不聽你的話。」然後離開現場。比如說，如果你在臥室，強迫症說襪子穿起來怪怪的要換一雙，那麼你不要把腳上的襪子脫下來，反而要走出房間。到屋子的另一個角落，做別的事，讓你的腳習慣這雙襪子穿起來的感覺。離開現場可以減少強迫症的力量。

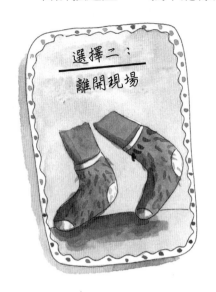

選擇二：
離開現場

告訴強迫症，「你浪費我的時間。」如果強迫症要你檢查背包三次，你只檢查兩次；幾天以後，從兩次減少成一次。如果強迫症逼你問很多問題，就給它一個上限，像是一天最多三個問題。不要讓強迫症超過那個上限。

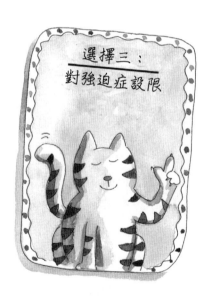

選擇三：
對強迫症設限

跟強迫症說，「你不是老大。」如果強迫症要你洗手時先洗手指、再洗手掌、最後才洗手背，那你就改變順序。先洗手腕或是跳過手指，或者只沖水不要用肥皂。用你的而不是用強迫症的方法，而且每一次都用不同的方法。

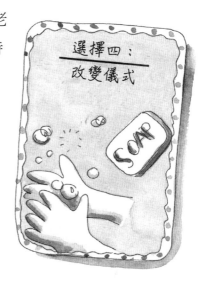

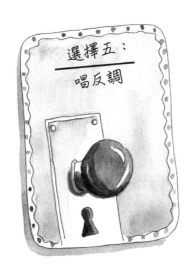

這一步跨起來比較大，不過跟其他很大的步驟一樣，會比較快到達目的地。如果強迫症不准你碰門把，你就要抓著門把，跟強迫症頂嘴說，「你又騙我。不要再亂弄我的腦袋了。」然後做點別的事，像是扮鬼臉給媽媽看、跟爸爸說笑話之類的。很快地，你的心臟就不會再亂跳，恐怖的感覺也會消失。每天都花一點時間握住門把，不久碰門把這件事就一點也不可怕了。

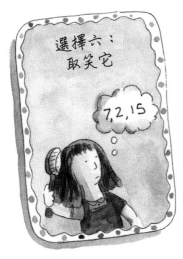

取笑強迫症，把它說的話變成好笑的事。如果強迫症要你每件事都要做偶數次，就亂算，讓強迫症搞不清楚你做到哪裡。

如果強迫症老是在煩你有關吐出來的事，就去買一些塑膠做的假嘔吐物，然後和家人比賽誰假裝吐的樣子最好笑。表演得越誇張越好。

如果強迫症逼你一直想到有壞人要來抓你，就畫西瓜打中壞人的頭，結果西瓜破掉了、汁流出來、螞蟻沿著壞人的腿往上爬的樣子。

不要逃避煩你的強迫症思考，而是每天固定一個時間，刻意用好笑的方式去想這些事。

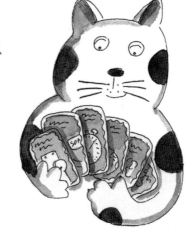

如果你的強迫症思考聽起來太可怕了不能跟別人說，也有辦法。有些常見的強迫思考會讓小朋友覺得丟臉──像是有關裸體、髒話、曝力之類的想法。這些都是強迫症要整你的例子。有這些想法並不表示你是壞孩子，相反的，你可能沒辦法把這些想法推出腦子。所以找大人幫你，把這些想法變成怪東西，或者幫你反覆想這些事，想到連腦袋都厭煩了。

⊙做個告示牌，幫你自己記得這六個選擇。

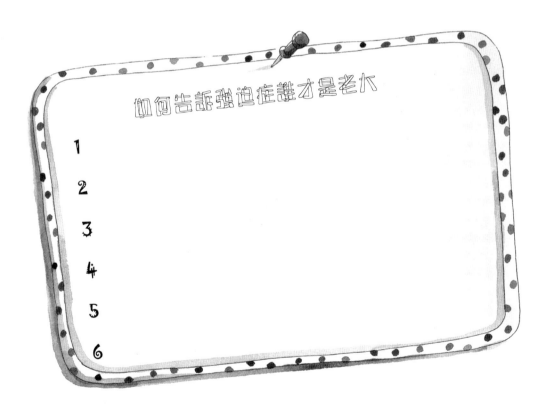

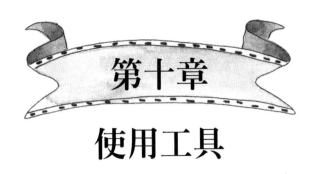

第十章
使用工具

現在你知道要用什麼才能打敗強迫症了。現在到了實際運用的時候。用法是這樣的：

首先，看看底下的量尺，這個量尺可以顯示你覺得自己有多不舒服、多害怕。

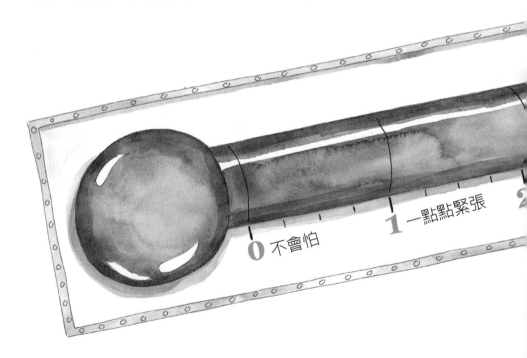

0 不會怕　　1 一點點緊張　　2

這個恐懼量尺也會讓你看到，就算你不照強迫症的要求做，隨著時間過去，恐懼會如何消失。（記得電影院的事嗎？）

0表示你覺得很好，一點也不緊張。5意味著你怕到沒辦法忍受，以前從來沒那麼害怕過。看看每個數字和數字代表的意思。

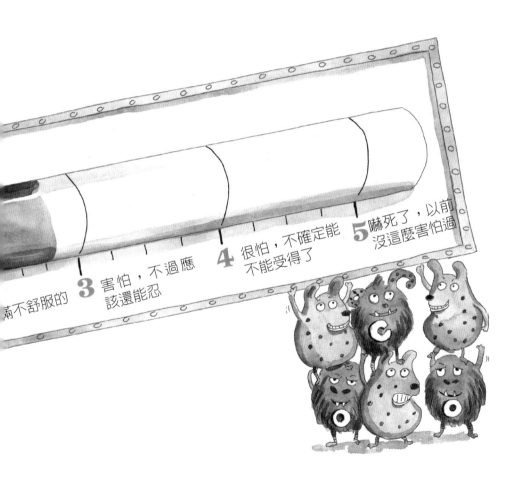

……滿不舒服的

3 害怕，不過應該還能忍

4 很怕，不確定能不能受得了

5 嚇死了，以前沒這麼害怕過

接下來，把所有困擾你的強迫思考和強迫衝動都列下來，越完整越好。恐懼指數那一欄先空著。

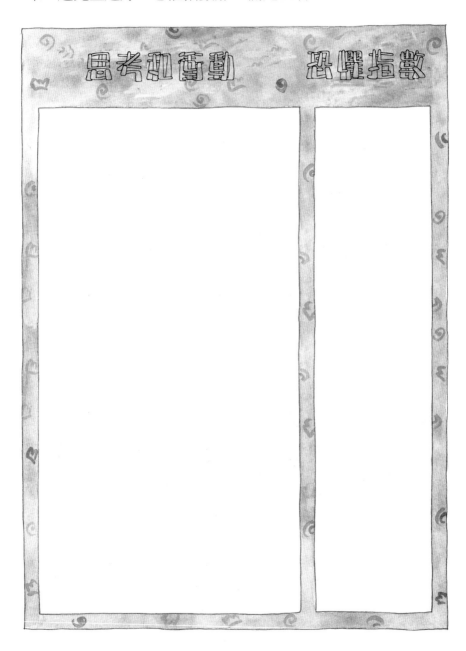

思考和衝動　　恐懼指數

好，現在看你剛剛做好的強迫思考和衝動表。一次一個項目，想想如果你在那一項跟強迫症說不，會覺得多害怕。利用恐懼量尺，把恐懼指數寫在每個強迫症思考和衝動的旁邊。

久等了。下一步，你可以開始用第一個方法，從強迫症手上搶回主控權。

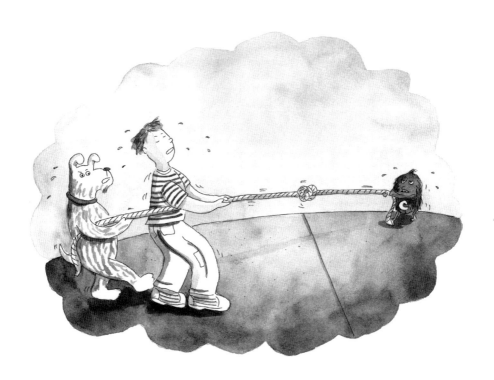

學習向強迫症說不的過程中，從衝動開始做比較容易。記住，衝動是強迫症裡頭強迫行為的部分，比如數數、檢查、問問題、洗手，也就是那些為了要舒服點所*做*的事。看看76頁的表，找一個恐懼指數在3以下的強迫衝動。

　　如果你所有的強迫衝動分數都大於3，試試看能不能把其中一個衝動分細一點，每次解決一小部分。舉個例子，如果強迫症要你一直重寫功課到每個字母看起來都很完美，那就先針對拼字作業跟強迫症說不。其他的作業目前先別去傷腦筋。

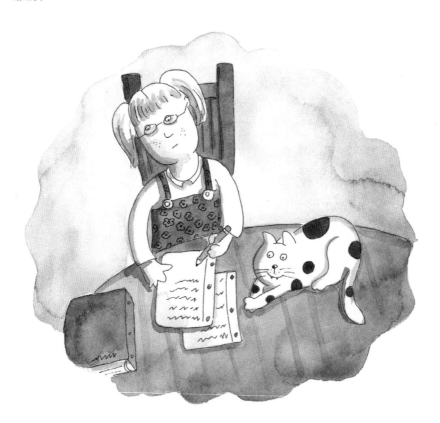

第一個你想對什麼衝動說不？

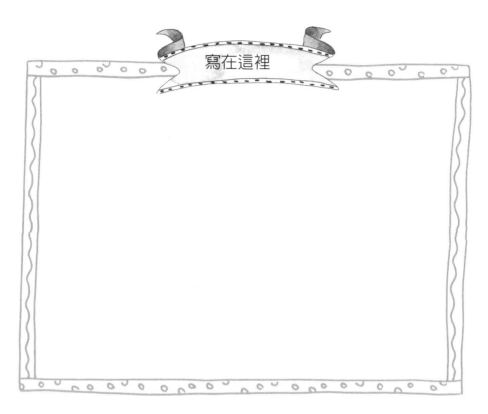

寫在這裡

　　下一步，選一個方法告訴強迫症你才是老大。在你選的
方法前面打勾勾。

　　　　　　　　□　　拖

　　　　　　　□　　離開現場

　　　　　　□　　對強迫症設限

　　　　　　　□　　改變儀式

　　　　　　　　□　　唱反調

　　　　　　　　□　　取笑它

不管你選了哪個強迫衝動，當衝動來的時候，照著步驟
進行：

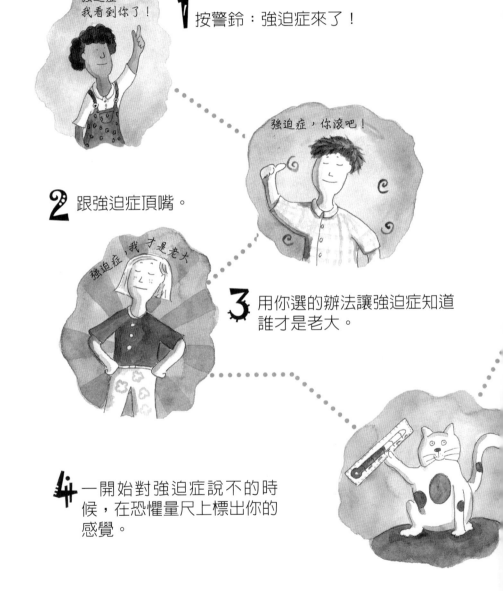

強迫症，我看到你了！

1 按警鈴：強迫症來了！

強迫症，你滾吧！

2 跟強迫症頂嘴。

強迫症，我才是老大

3 用你選的辦法讓強迫症知道
誰才是老大。

4 一開始對強迫症說不的時
候，在恐懼量尺上標出你的
感覺。

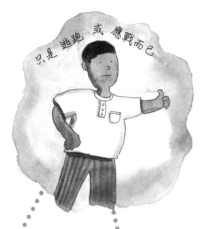

5 提醒自己這個害怕的感覺只是逃跑—應戰反應而已。

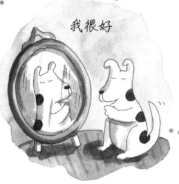

6 告訴自己「我很好。」

7 告訴自己，至少這10分鐘內不會聽強迫症的話。

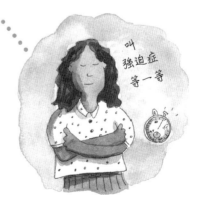

好了！現在你已經讓強迫症知道誰是老大了。但是你的逃跑－應戰反應還沒有消失，你覺得有點（或者非常）害怕。所以該怎麼辦？

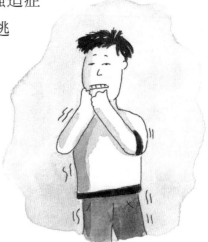

告訴自己，「我做得到。」

提醒自己，這只是強迫症發的假警報，是它在亂鬧脾氣，是大腦打嗝。

想想走進電影院，慢慢適應音響、黑暗、或寒冷。

然後，去忙點別的事：請爸爸考你九九乘法表。跟狗玩。吃早餐。

10分鐘後，再量一次你的害怕程度。如果你的恐懼已經降到2分或以下，就表示你已經讓強迫症知道它控制不了你。再等10分鐘，看看恐懼指數降得更低。

當指數降到1的時候，就知道強迫症的脾氣發完了。這時候要不理強迫症就很簡單了。

如果指數大於等於4，強迫症還在固執地纏著你。不要投降，試著再跟它對抗10分鐘。如果你是自己一個人，去找個人來幫你。跟強迫症打仗的時候二對一總是比較有利。

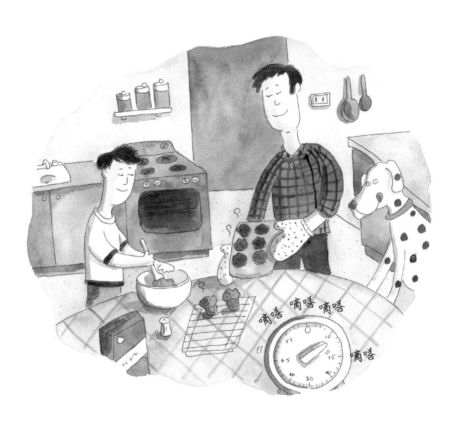

嘀嗒 嘀嗒 嘀嗒

嘀嗒

恐懼指數每下降至少一分，你就知道自己打贏了強迫症。你正在教大腦怎麼停止注意強迫症發出的訊息。對抗強迫症的次數越多，腦袋就學得越快。

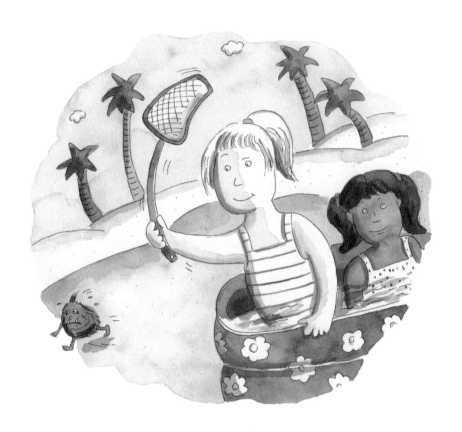

想想看，當你試著讓強迫症知道你不聽它的話時，可以做哪四件事。

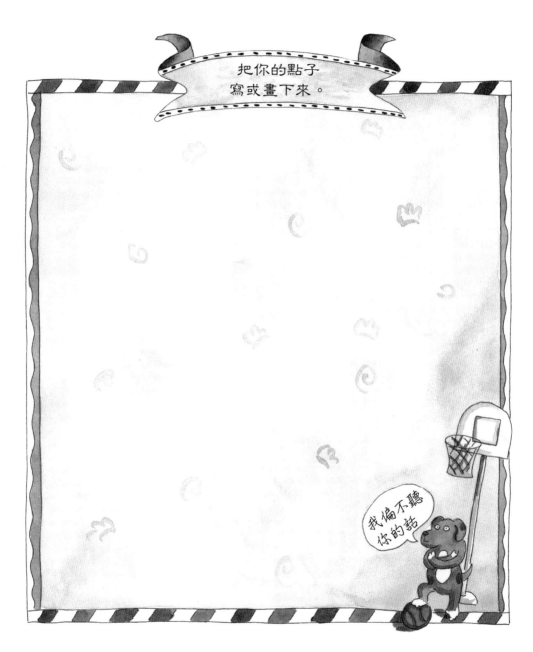

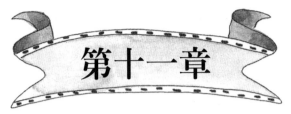

第十一章

強迫症學得很慢

第一次你不照強迫症的要求做、比較不緊張、而且**沒有發生任何壞事**的時候，你會覺得好極了。當然也應該覺得好極了。教會強迫症不去煩你是件艱苦的工作，你已經跨出一大步了。

可是第一次卻不是唯一一次你得這麼做。強迫症學得可慢了。

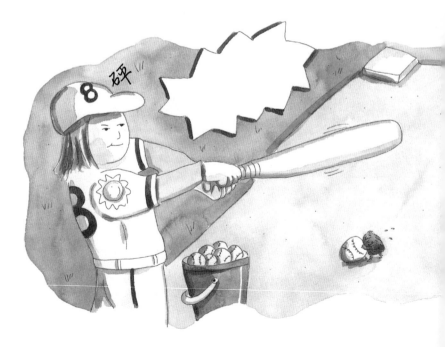

一旦你決定要跟強迫症說不做哪件事，那麼每次衝動來的時候你都要拒絕它。

首先，最好每次都用同一個辦法。大多數的小朋友覺得這樣比較簡單，因為不必在每次強迫症來欺負你的時候，都要想應該怎麼辦。當你準備好要拒絕另一個強迫思考或衝動時，可以選一個新的辦法。不過在一開始的時候，還是挑一個辦法，堅持下去。

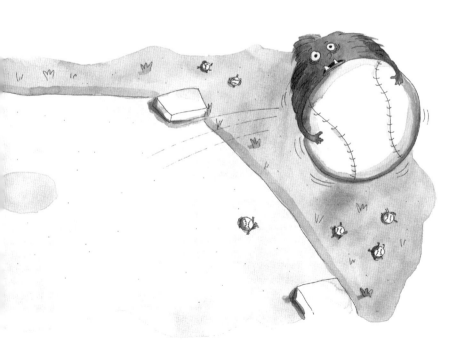

比如說，假設強迫症拿天氣的事來煩你，害你一直擔心有颱風要來了。它要你每天上網很多次，看看是不是有颱風。一旦決定不再聽強迫症的話看天氣預報，你的計畫或許是**離開現場**。

　　畫一個小朋友，用離開現場的辦法來拒絕強迫症。記得還要畫一個對話框框，寫出小朋友在走出房間的時候，怎麼跟強迫症頂嘴。

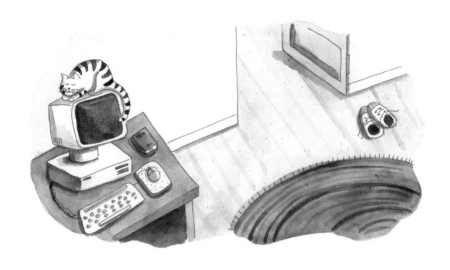

　　離開房間以後，小朋友該做什麼？

強迫症學得很慢，但它也很聰明。

它很聰明的原因是它會試著跟小朋友討價還價。如果強迫症發現它沒辦法得到本來想要的東西，就會要求稍微不一樣的東西。這就好像一個小朋友本來尖叫著要吃糖豆，媽媽說不可以，他就改要吃巧克力。別被騙了。

不行就是不行。

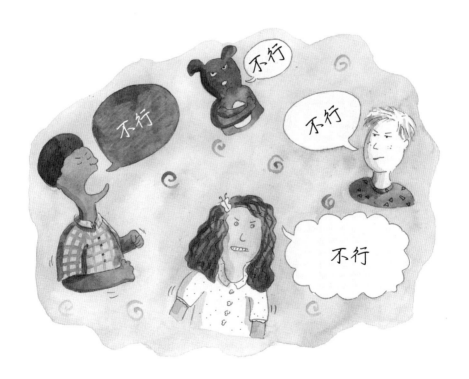

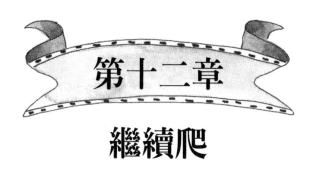

第十二章

繼續爬

你已經懂基本原則了，現在只要繼續往上爬，還是一次一個階梯就好。每一階就是下一個你選擇不再遵從的強迫症指令。

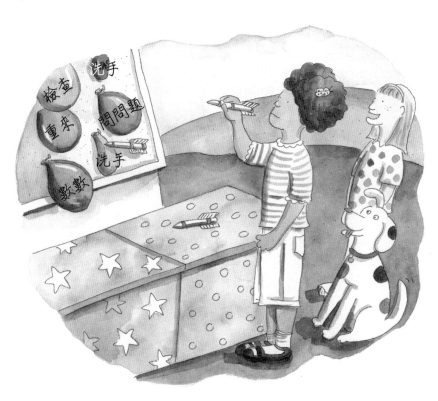

回到76頁的表格，找到另一個恐懼指數在3分以下的強迫思考或衝動，或者把其中一項拆成小一點的部分。一點點、一點點地戰勝強迫症會讓你更有信心大規模地征服強迫症。

所以……

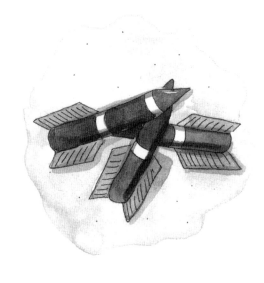

⊙接下來，你想停止哪個強迫衝動？

⊙你要用哪個辦法告訴強迫症，你才是你自己的主人？

⊙不聽強迫症的話時，可以忙些什麼？

這裡有三「不」，在對抗強迫症的時候一定要記住：

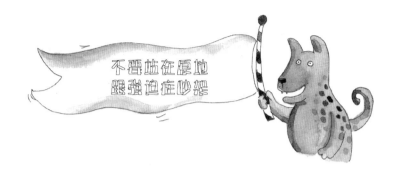

不要站在原地
跟強迫症吵架

強迫症不會講理，所以你沒辦法說服它一切夠安全、夠乾淨、或者剛剛好。跟它頂嘴一次就夠了，然後把注意力轉移到其他事情上，做點你喜歡的事。

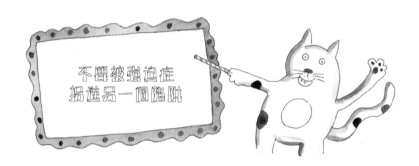

不要被強迫症
拐進另一個陷阱

強迫症可能會試著要你遵守另一個規則，像是不上網但問爸爸媽媽天氣怎麼樣。或者只要發現有一點點跟以前不太一樣，就會大叫**危險**！記住，這就是強迫症的偽裝。用你的工具來對抗它。

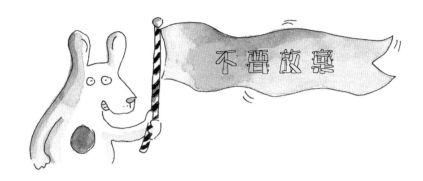

不曾放棄

跟強迫症打仗很辛苦，有時候看起來難到極點。如果你沒辦法完成目前的步驟，就把步驟變小一點。選另一個衝動來對抗，或是只對抗這個衝動裡的一小部分。把你已經做得很好的步驟再拿起來練習。

對抗強迫症的過程中，偶爾休息一下也沒關係。不管走到哪個步驟，都可以停在那裡一會兒。爬山累了的時候，不會直接下山，而是停在原地休息。這樣的話，等準備好的時候就可以站起來往前走一步。一步就好。

一步又一步，你一定會到山頂。

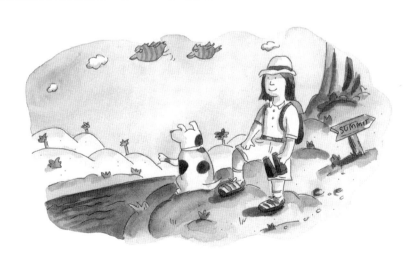

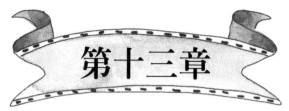

第十三章
慢慢成為對抗強迫症的高手

生命中有些事情很困難，但是只要多練習，就會變得容易些。

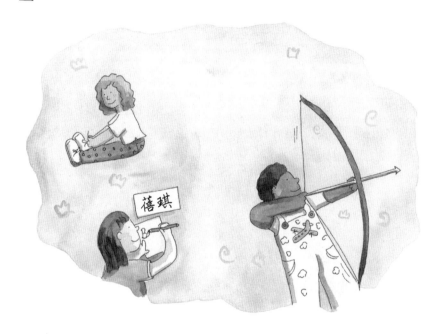

想一想，有什麼事情是你正在學著做的，和強迫症沒有關係，而且練習越多越簡單。把這件事畫在圖中。

就像其他技巧一樣，練習得越多，對抗強迫症就會變得越簡單。你變得越強壯，強迫症就會變得越弱小。你會發現強迫症就算一直恐嚇，但是並沒有力氣去傷害你。

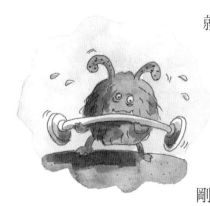

你可以不必多按一下開關就打開電燈。你可以不再為了只是「可能」做過的事情而不停說對不起。你可以縮短寫作業的時間、只去一次浴室，也不必試了五件不同的襯衫才找到一件穿起來感覺剛剛好的襯衫。你可以把用過的東西丟掉、碰門把，也可以每天用不同的方式說再見。

而且，**不會發生任何不好的事。**

最棒的是，就算你不照強迫症說的話做，它放在身體裡的緊張感覺也會自己不見了。

你要做的，只是繼續用這些工具。

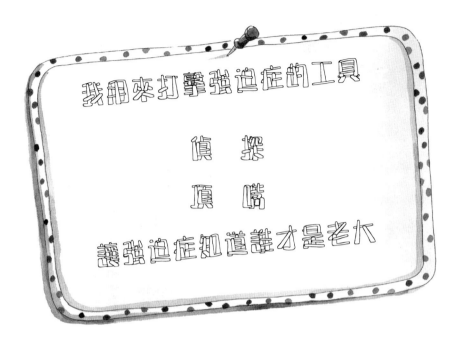

一次選一個強迫症的訊息，跟它說不。決定好，當強迫症管不了你的時候，你想做什麼。每次聽到強迫症的訊息時，都要拒絕它。

一旦你能不再管強迫症說什麼，就可以選下一個強迫症訊息。下一個，再下一個。

持續追蹤自己做得有多好。找個罐子裝滿彈珠、銅板或者其他小東西，在上面標上「強迫症」。每當你用了個工具打敗強迫症，就拿出一個彈珠，放到另一個寫著你名字的罐子裡。看看，強迫症罐子漸漸變空，而你的罐子漸漸滿起來。

⊙當強迫症的罐子變空，你的罐子變滿，有什麼感覺？畫出來。

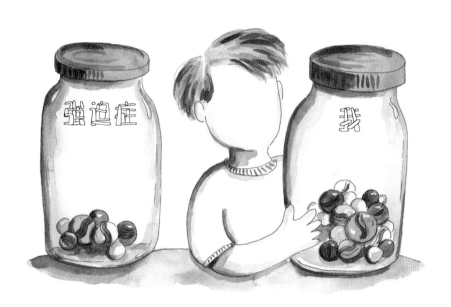

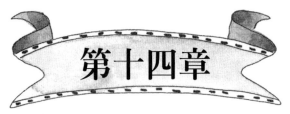

第十四章

你一定做得到！

你已經爬了很多階了。你已經認識強迫症和它的詭計，也有了三個每當強迫症來煩時都可以用的工具。

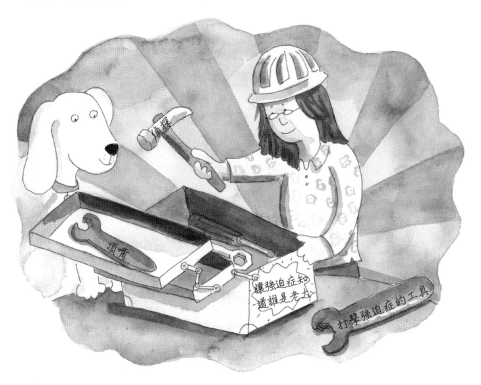

使用這些工具的時候，你也在訓練腦袋不要聽從強迫症的話。你的工具比強迫症的詭計更有力。

強迫症花掉你很多時間，學習跟它說「不」可以把這些時間還給你，讓你做喜歡做的事。

當強迫症不再占領著生活那麼大的部分時，你會比較有空做喜歡的事。把你正在做喜歡的事情畫下來，也要畫出你有多開心。

你做得到！這種感覺真是棒極了！

國家圖書館出版品預行編目資料

腦袋不聽使喚怎麼辦？：幫助孩子克服強
迫症／Dawn Huebner著；Bonnie Matthews
繪圖；王璇璣，陳信昭譯. --二版. --臺北
市：書泉出版社,2023.08
　　面；　公分.
譯自：What to do when your brain gets
stuck：a kid's guide to ovorcoming OCD
ISBN 978-986-451-326-0（平裝）
1.CST: 強迫症　2.CST: 通俗作品
415.991　　　　　　　　　　112008650

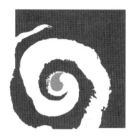

3199

腦袋不聽使喚怎麼辦？
幫助孩子克服強迫症

作　　者 ─ Dawn Huebner

繪　　者 ─ Bonnie Matthews

譯　　者 ─ 王璇璣　陳信昭

發 行 人 ─ 楊榮川

總 經 理 ─ 楊士清

總 編 輯 ─ 楊秀麗

副總編輯 ─ 黃文瓊

責任編輯 ─ 李敏華

封面設計 ─ 陳亭瑋

出 版 者 ─ 書泉出版社

地　　址：106臺北市大安區和平東路二段339號4樓

電　　話：(02)2705-5066　傳　真：(02)2706-6100

網　　址：https://www.wunan.com.tw

劃撥帳號：01303853

戶　　名：書泉出版社

總 經 銷：貿騰發賣股份有限公司

電　　話：(02)8227-5988　傳　真：(02)8227-5989

網　　址：http://www.namode.com

法律顧問　林勝安律師

出版日期　2009年6月初版一刷（共四刷）
　　　　　2023年8月二版一刷

定　　價　新臺幣200元